Sitzungsberichte der Heidelberger Akademie der Wissenschaften
Mathematisch-naturwissenschaftliche Klasse

Die Jahrgänge bis 1921 einschließlich erschienen im Verlag von Carl Winter, Universitätsbuchhandlung in Heidelberg, die Jahrgänge 1922—1933 im Verlag Walter de Gruyter & Co. in Berlin, die Jahrgänge 1934—1944 bei der Weißschen Universitätsbuchhandlung in Heidelberg. 1945, 1946 und 1947 sind keine Sitzungsberichte erschienen.
Ab Jahrgang 1948 erscheinen die „Sitzungsberichte" im Springer-Verlag.

Inhalt des Jahrgangs 1953/55:
1. Y. Reenpää. Über die Struktur der Sinnesmannigfaltigkeit und der Reizbegriffe. DM 3.50.
2. A. Seybold. Untersuchungen über den Farbwechsel von Blumenblättern, Früchten und Samenschalen. DM 18.00.
3. K. Freudenberg und G. Schuhmacher. Die Ultraviolett-Absorptionsspektren von künstlichem und natürlichem Lignin sowie von Modellverbindungen. DM 12.00.
4. W. Roelcke. Über die Wellengleichung bei Grenzkreisgruppen erster Art. DM 24.30.

Inhalt des Jahrgangs 1956/57:
1. E. Rodenwaldt. Die Gesundheitsgesetzgebung der Magistrato della sanità Venedigs 1486—1550. DM 16.90.
2. H. Reznik. Untersuchungen über die physiologische Bedeutung der chymochromen Farbstoffe. DM 21.80.
3. G. Hieronymi. Über den altersbedingten Formwandel elastischer und muskulärer Arterien. (vergriffen).
4. Symposium über Probleme der Spektralphotometrie. Herausgegeben von H. Kienle. (vergriffen).

Inhalt des Jahrgangs 1958:
1. W. Rauh. Beitrag zur Kenntnis der peruanischen Kakteenvegetation. (vergriffen).
2. W. Kuhn. Erzeugung mechanischer aus chemischer Energie durch homogene sowie durch quergestreifte synthetische Fäden. (vergriffen).

Inhalt des Jahrgangs 1959:
1. W. Rauh und H. Falk. Stylites E. Amstutz, eine neue Isoëtacee aus den Hochanden Perus. 1. Teil. DM 30.40.
2. W. Rauh und H. Falk. Stylites E. Amstutz, eine neue Isoëtacee aus den Hochanden Perus. 2. Teil. DM 42.90.
3. H. A. Weidenmüller. Eine allgemeine Formulierung der Theorie der Oberflächenreaktionen mit Anwendung auf die Winkelverteilung bei Strippingreaktionen. DM 12.00.
4. M. Ehlich und M. Müller. Über die Differentialgleichungen der bimolekularen Reaktion 2. Ordnung. (vergriffen).
5. Vorträge und Diskussionen beim Kolloquium über Bildwandler und Bildspeicherröhren. Herausgegeben von H. Siedentopf. DM 21.00.
6. H. J. Mang. Zur Theorie des α-Zerfalls. DM 12.00.

Inhalt des Jahrgangs 1960/61:
1. R. Berger. Über verschiedene Differentenbegriffe. (vergriffen).
2. P. Swings. Problems of Astronomical Spectroscopy. (vergriffen).
3. H. Kopfermann. Über optisches Pumpen an Gasen. (vergriffen).
4. F. Kasch. Projektive Frobenius-Erweiterungen. DM (vergriffen).
5. J. Petzold. Theorie des Mößbauer-Effektes. DM 17.90.
6. O. Renner. William Bateson und Carl Correns. DM 12.00.
7. W. Rauh. Weitere Untersuchungen an Didiereaceen. 1. Teil. DM 56.90.

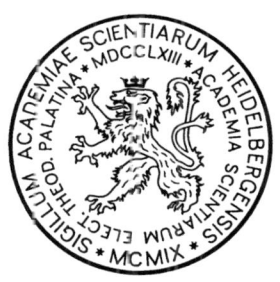

Sitzungsberichte der Heidelberger Akademie der Wissenschaften
Mathematisch-naturwissenschaftliche Klasse
Jahrgang 1975, 4. Abhandlung

G. Schettler

Neue Ergebnisse der klinischen Fettstoffwechselforschung

Mit 14 Abbildungen

(Vorgelegt in der Sitzung vom 19. 4. 75)

Springer-Verlag Berlin Heidelberg New York 1975

Prof. Dr. Gotthard Schettler
Medizinische Universitäts-Klinik
6900 Heidelberg, Bergheimer Str. 58

ISBN-13: 978-3-540-07589-9 e-ISBN-13: 978-3-642-46328-0
DOI: 10.1007/978-3-642-46328-0

Das Werk ist urheberrechtlich geschützt. Die dadurch begründeten Rechte, insbesondere die der Übersetzung, des Nachdruckes, der Entnahme der Abbildungen, der Funksendung, der Wiedergabe auf photomechanischem oder ähnlichem Wege und der Speicherung in Datenverarbeitungsanlagen bleiben, auch bei nur auszugsweiser Verwertung, vorbehalten.

Bei Vervielfältigung für gewerbliche Zwecke ist gemäß § 54 UrhG eine Vergütung an den Verlag zu zahlen, deren Höhe mit dem Verlag zu vereinbaren ist.

© by Springer-Verlag Berlin · Heidelberg 1975.

Die Wiedergabe von Gebrauchsnamen, Warenbezeichnungen usw. in diesem Werk berechtigt auch ohne besondere Kennzeichnung nicht zu der Annahme, daß solche Namen im Sinne der Warenzeichen- und Markenschutz-Gesetzgebung als frei zu betrachten wären und daher von jedermann benutzt werden dürften.

Universitätsdruckerei H. Stürtz AG, Würzburg

Neue Ergebnisse der klinischen Fettstoffwechselforschung

G. Schettler

Medizinische Universitätsklinik, Heidelberg

Fette und Lipoide spielen in der Klinik eine immer größere Rolle. Mit der Entwicklung neuer Verfahren und unter Auswertung weltweiter epidemiologischer Studien hat ihre Bedeutung für die Erkennung zahlreicher Krankheiten außerordentlich zugenommen. Fette und Lipoide haben in der Physiologie des Menschen zahlreiche definierte Aufgaben, z. B. beim Aufbau von Membranen, in der Stabilisation der Blutkörperchen, bei Gerinnungsvorgängen, beim Stofftransport und -austausch zwischen Zelle und Körperflüssigkeiten, bei Abwehrvorgängen immunologischer Art, in der Synthese von Hormonen, vor allem aber sind Fette und Lipoide die Energiequelle für zahlreiche Stoffwechselvorgänge. Die Tätigkeit des Skelett- und des Herzmuskels z.B. ist ohne Fettsäure-Substrate nicht möglich.

Neben diesen physiologischen Wirkungen haben Fette und Lipoide aber auch Eigenschaften, welche die Entstehung und den Verlauf lebensbedrohlicher Krankheiten beeinflussen. Es ist daher kein Wunder, daß in den letzten Jahren die Fettforschung an den Medizinischen Instituten und Kliniken sehr stark intensiviert wurde. Anhand einiger typischer Beispiele möchte ich versuchen, die pathogenetische und diagnostische Bedeutung der Lipide mit Bezug auf mögliche Auswirkungen auf die Vorsorge- und kurative Medizin darzustellen.

Ich bin in der glücklichen Lage, hierbei auf Ergebnisse unserer Arbeitsgruppen an der Medizinischen Universitätsklinik Heidelberg zurückzugreifen und auf früheren Resultaten von Arbeitsgruppen in Tübingen, Marburg, Stuttgart und Berlin aufzubauen, mit denen ich in den letzten dreißig Jahren zusammenarbeiten durfte. Seit 1973 befaßt sich das mit Hilfe der Stiftung Volkswagenwerk und des Landes Baden-Württemberg gegründete Klinische Institut zur Erforschung des Herzinfarktes intensiv mit Aufgaben der Lipidforschung. Damit ist die wohl wichtigste Aufgabe dieses Forschungsbereichs für unsere Gesellschaft angesprochen. Wissen wir doch, daß Störungen des Fett- und Lipoidstoffwechsels zu den hauptsächlichsten krankmachenden Faktoren für Herz und Gefäße gehören.

Zunächst erlauben Sie mir einige pathophysiologische Vorbemerkungen.

Die Fette sind als nicht-wasserlösliche Elemente in Form sog. Lipoproteinkomplexe gebunden. Ihre Isolierung gestaltete sich zunächst schwierig. Mit der Einführung der präparativen Elektrophorese im Stärkemedium gelang es uns (Schettler) 1954, in Marburg eine Typisierung be-

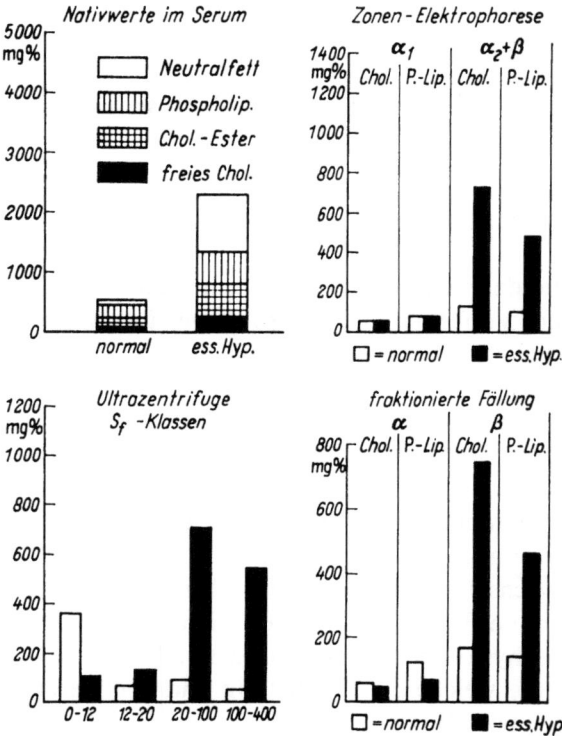

Abb. 1. Lipidwerte bei essentieller Hypercholesterinämie

stimmter Lipoid- und Lipoproteinklassen vorzunehmen, welche auch heute noch in den Prinzipien gültig ist. Die folgenden beiden Abbildungen sind Beispiele für solche Lipoid- und Lipoproteinkonstellationen, gewonnen mit der präparativen Ultrazentrifuge und der Stärke-Gel-Elektrophorese sowie der Kälte-Salzfällung nach Cohn, Barr et al. (Abb. 1 u. 2). Die Verfahren waren jedoch zu aufwendig, um in die klinische Routine einzugehen. Mit der Entwicklung neuer Trennverfahren, die wir insbesondere der Arbeitsgruppe am NIH unter D. Fredrickson verdanken, sind wir heute in der Lage, rasch und zuverlässig bestimmte Lipoproteinklassen zu isolieren und für die Diagnostik zu benützen. Wir unterscheiden die sog. Chylomikronen, die very low density-Lipoproteine (VLDL), die low density-Lipoproteine (LDL) und die high density-Lipoproteine (HDL). Es bestehen zwischen diesen Lipoproteinen Interaktionen insofern, als die LDL über die intermediären low density-Lipoproteine (ILDL) aus VLDL entstehen. Die VLDL werden in der Hauptsache in der Leber gebildet und dort wie die LDL katabolisiert. Einige biochemische und klinische Eigenschaften der Lipoproteinklassen sind in der ersten Tabelle zu sehen (Tabelle 1). Auf lipolytischem Wege werden die Prä-Beta-Lipoproteine in Beta-Lipoproteine und die Chylomikronen in die Inter-

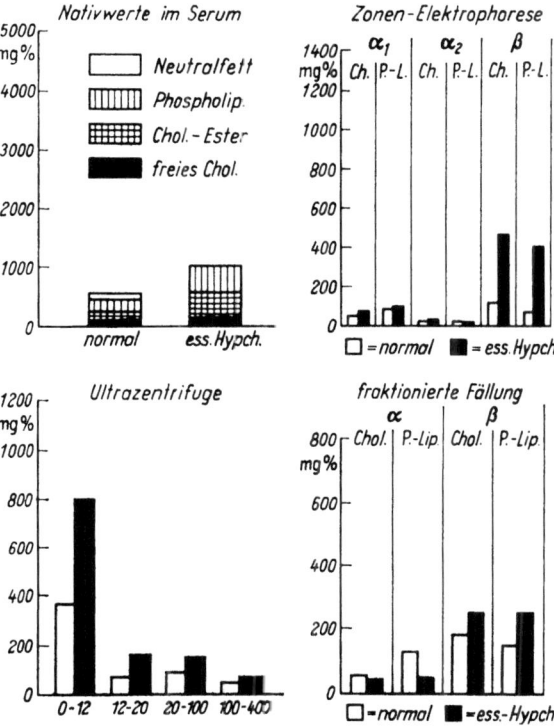

Abb. 2. Lipidwerte bei essentieller Hyperlipämie

mediärpartikel, auch Remnants genannt, übergeführt, die reich an Triglyceriden und Cholesterin sind. Diese Prozesse werden vermittelt durch die Aktivität verschiedener lipolytischer Enzyme, welche ihrerseits durch Apoproteine als Cofaktoren und Inhibitoren beeinflußt werden. Es konnten kürzlich in unserem Laboratorium durch die Arbeitsgruppen von Greten und Seidel weitere Einblicke in diese Zusammenhänge gewonnen werden. Es gibt die sog. postheparinplasmalipolytische Aktivität mit zwei hydrolytischen Wirkungen: Die Triglyceridlipase hepatischen Ursprungs und die Lipoproteinlipase, die hauptsächlich aus extrahepatischem, besonders Fett- und Muskelgewebe geliefert wird. Diese beiden enzymatischen Prozesse konnten näher analysiert werden. Die Lipoproteinlipase (s. Abb. 3) benötigt einen Apolipoprotein-Cofaktor. Sie wird in der Anwesenheit von Protaminsulfat oder hohen Salzkonzentrationen inhibiert. Die Lebertriglyceridlipase braucht einen derartigen Cofaktor nicht, wird nicht durch Protaminsulfat inhibiert und ist stark aktiv in Lösungen von 1,0 Mol NaCl. Beide Enzyme haben ähnliche Molekulargewichte von annähernd 65 000 und sind Glykoproteine. Sie unterscheiden sich in ihren Kohlenhydratanteilen. Greten u. Mitarb. konnten Antikörper gegen Lebertriglyceridlipase her-

Tabelle 1. Biochemische und klinische Eigenschaften der Lipoproteinklassen

Lipoproteinklasse	Ursprung	Funktion	Abbau	Plasma	Erhöhung Klinik
Chylomikronen	Darm (aus der Nahrung)	Transport von Nahrungsfetten	Lipoproteinlipase am Gewebe, Chylomikronen „remnants" in der Leber	Sahnige Oberschicht/ klarer Unterstand	eruptive Xanthome Pankreatitis Hepatomegalie
VLDL	Leber + Dünndarm (aus Kohlenhydraten, FFS, mittelkettigen Fettsäuren)	Transport von exogenen Triglyceriden	Komplex, wahrscheinlich Lipoproteinlipase	trüb	Glucoseintoleranz, frühzeitige Arteriosklerose, eruptive Xanthome, Hyperurikämie
IDL	VLDL	unbekannt	unbekannt — Abbau zu LDL	trüb	Glucoseintoleranz, Hyperurikämie, frühzeitige Arteriosklerose, tubero-eruptive Xanthome
LDL	VLDL-IDL (? anderer Ursprung)	unbekannt	unbekannt — wahrscheinlich primär in der Leber	klar	frühzeitige Arteriosklerose, Arcus lipoides corneae, Sehnenxanthome, tuberöse Xanthome, Xanthelasmen
HDL	Leber (? Darm)	unbekannt	? ermöglicht Cholesterinester-Stoffwechsel	klar	keine Abnormalitäten

stellen, die gegen Lipoproteinlipasen inaktiv sind, wie aus den beiden folgenden Abbildungen hervorgeht (Abb. 4 u. 5).

Es ist nun wichtig, daß der Abbau der in der Blutbahn zirkulierenden Lipoproteine durch die beiden Lipasen gesteuert wird. Dies wird aus der folgenden Abbildung ersichtlich (Abb. 6). In der Peripherie sind die fünf verschiedenen Lipoproteinklassen, im Zentrum die Angriffswege der Plasmatriglyceridlipoproteinlipase und der Lebertriglyceridlipase dargestellt. Als wichtigstes Endprodukt dieser Abbauschritte entstehen die LDL-Lipoproteine, welche für das Zustandekommen der Atherosklerose mit all ihren nachfolgenden Krankheiten ungemein wichtig sind. Die LDL-Lipoproteine

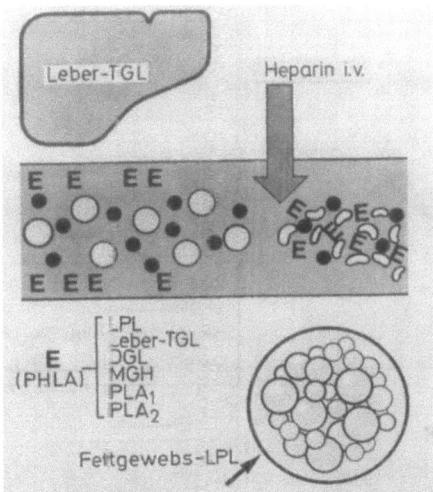

Abb. 3. Post-Heparin-Lipolytische Aktivität im Plasma

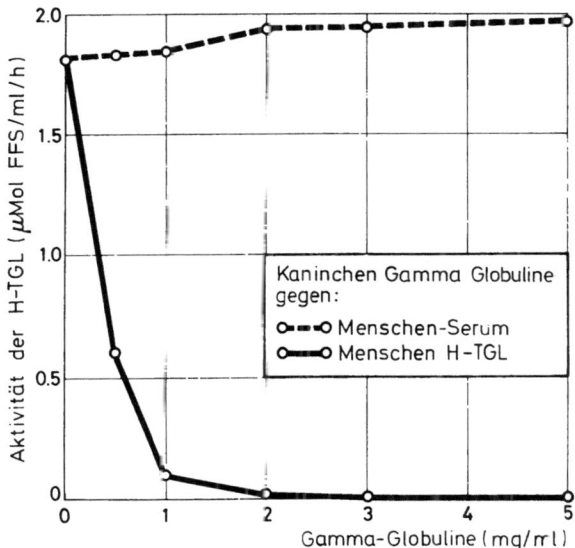

Abb. 4. Isolierte Leber-Lipase im Plasma (H-TGL)

sind es offensichtlich, welche ihre zerstörerische Wirkung in der Arterienwand entfalten und damit die Reaktionskette der Arteriosklerose in Gang setzen und entscheidend beeinflussen. Hier ist nun auf die Ergebnisse dreier Arbeitskreise hinzuweisen, die kürzlich vorgelegt wurden. Es konnte gezeigt werden, daß die HDL-Klassen, also die feinst-dispersen Lipoproteine, die außerordentlich reich an Phospholipiden sind, keine pathogene Wirkung

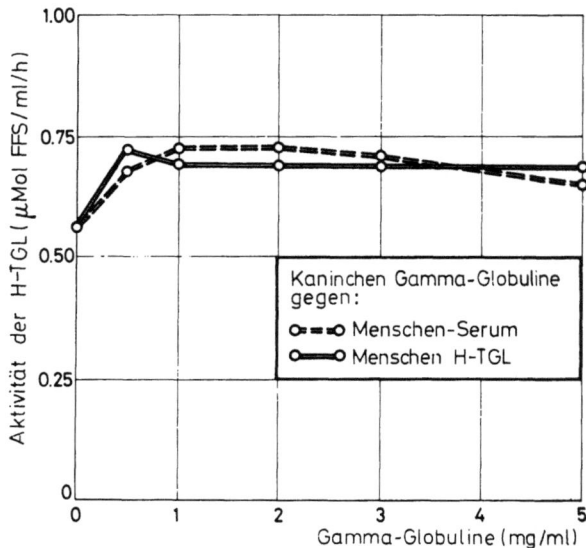

Abb. 5. Isolierte Plasma Lipoprotein Lipase (LPL)

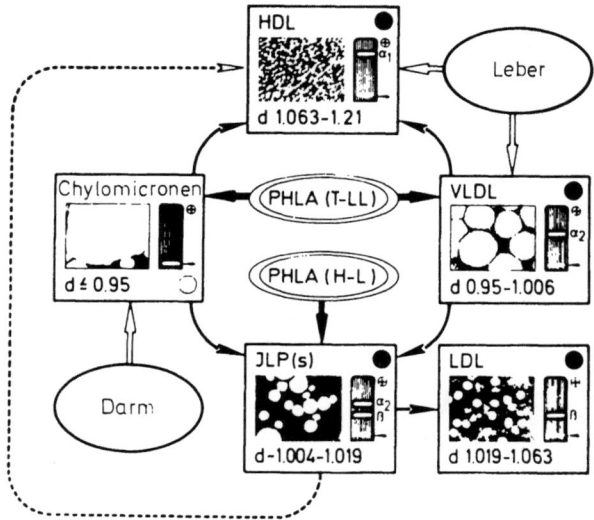

Abb. 6. Die Lipoproteine des menschlichen Plasmas

haben, sondern eher eine mögliche Schutzrolle im Arteriosklerosevorgang haben. Diese HDL-Klassen werden zum Teil in der Leber gebildet, und zum Teil entstehen sie aus den Intermediärpartikeln, wobei nach Havel u. Mitarb. ein Austausch von Apoproteinen zu den HDL-Klassen erfolgt.

Zilversmit u. Mitarb. haben kürzlich eine faszinierende Theorie der Atherogenese vorgelegt, wonach nicht nur die Beta- und Prä-Beta-Lipo-

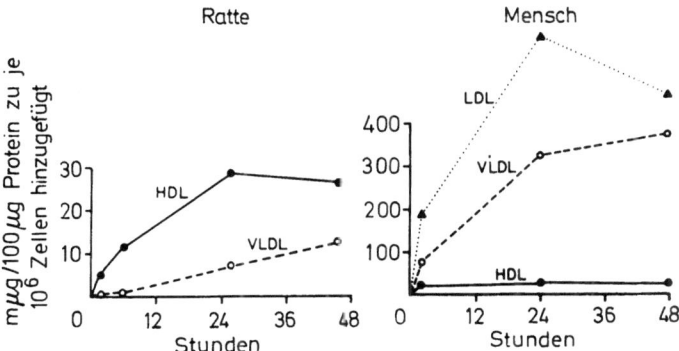

Abb. 7. Aufnahme von Lipoprotein-Proteinen in die Zelle. Biermann und Albers, BBA **388**, 193 (1975)

proteine, sondern auch die Chylomikronen oder die ersten Zwischenprodukte ihres Abbaus, die sog. Remnants, eine Rolle spielen. Ohne auf Einzelheiten einzugehen, scheint es nach Zilversmits Ergebnissen wahrscheinlich, daß Heparin und heparinähnliche Substanzen die Chylomikronen, die Prä-Beta-Lipoproteine oder die Remnants, mit der Lipoproteinlipase an das Gefäßendothel binden. Dabei werden die großen Komplexe lipolysiert, wobei cholesterinreiche Lipoproteine oder Chylomikronen-Remnants gebildet werden. Im Zuge dieses Prozesses werden reichlich Beta-Lipoproteine konzentriert und dann in die Gefäßwand selbst abgegeben. In der Speicherung und im Abbau insbesondere der gefährlichen LDL-Klassen spielen die glatten Muskelzellen eine besondere Rolle, die ja für die Destruktion der Gefäßwände vor allem in den Frühphasen der Atherogenese wichtig sind. Es konnte nun gezeigt werden, daß die Aufnahme der Remnant-Lipoprotein-Partikel durch glatte Muskelzellen der Aorta in der Zellkultur viel größer ist als die der anderen Lipoproteine. Die Inkorporation der LDL ist wesentlich stärker und geschieht schneller als jene der VLDL- oder der HDL-Klassen. Das geht aus der folgenden Abbildung hervor (Abb. 7).

Darüber hinaus hatten aber die mit Lipoproteinen vollgestopften glatten Muskelzellen nur eine beschränkte Kapazität, die Remnants abzubauen. Dies steht nun in sehr guter Übereinstimmung mit ungewöhnlich wichtigen Ergebnissen von Goldstein und Brown, welche im vergangenen Jahre mit dem Wieland-Preis in München ausgezeichnet wurden. Sie entdeckten Receptoren an der Zelloberfläche, welche die low density-Lipoproteine an der Zelloberfläche binden. Diese Bindung der LDL-Klassen an den Receptor reguliert offensichtlich den Cholesterinstoffwechsel auf zwei Wegen. Einmal wird die Cholesterinsynthese dadurch gestört, daß die Synthese der HMG-CoA-Reduktase reduziert wird, welche die Neubildung von Cholesterin kontrolliert, und zweitens wird der Abbau der Proteinkomponente der LDL

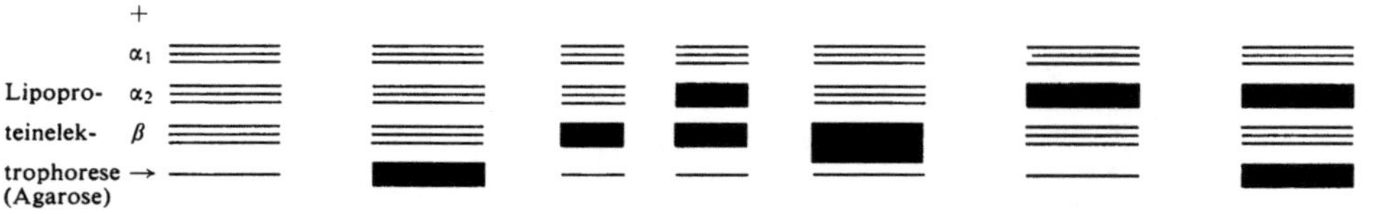

Lipoproteinelektrophorese → (Agarose)		normal	I	II (a)	II (b)	III	IV	V
Typ		normal	I	II (a)	II (b)	III	IV	V
Synonyma			fettinduzierte Hypertriglyceridämie; Hyperchylomikronämie	Hypercholesterinämie		„broad-β-disease" (kohlenhydratinduzierbar)	endogene Hypertriglyceridämie (kohlenhydratinduzierbar)	endogen-exogene Hypertriglyceridämie; fett- und kohlenhydrat-induzierbar
Klinik	Vorkommen		sehr selten	etwa 30%		<5%	etwa 70%	<5%
	Xanthome		eruptiv	tendinös, tuberös		plan, tuberoeruptiv	tuberoeruptiv	tuberoeruptiv
	Arteriosklerose		−	+++		+++	++	+?
Labor	Serum		milchig	klar bis trüb		klar bis trüb	klar bis milchig	trüb bis milchig
	Triglyceride		↑	normal oder ↑		↑	↑	↑
	Cholesterin		normal	↑		↑	normal oder ↑	normal oder ↑
	Triglyceride/Cholesterin		>8	<2		1−2	1−5	>5
	Lipoproteinlipase		↓	normal				normal oder ↓
	Glucosetoleranz		normal	normal		↓	↓	↓
Therapie	Diät		extrem fettarm	fettmodifiziert cholesterinarm		calorien- und kohlenhydratarm cholesterinarm	calorien- und kohlenhydratarm fettmodifiziert	calorien- und kohlenhydratarm evtl. fettarm
Medikamente				Nicotinsäure Cholestyramin		Clofibrat Nicotinsäure	Clofibrat Nicotinsäure	Clofibrat Nicotinsäure

■ = verstärkt auftretende Lipoproteinbande

Abb. 8. Primäre Hyperlipoproteinämien (nach Fredrickson u. Mitarb.)

in der Zellkultur verstärkt. Bei angeborenen Cholesterinstoffwechselstörungen, die wir früher essentielle Hypercholesterinämie nannten, konnte ein Mangel an funktionierenden LDL-Receptor-Molekülen gefunden werden. Daraus ergibt sich eine Überproduktion des Cholesterins und ein mangelhafter Abbau der LDL-Proteine mit einem Aufstau pathogener Lipoproteinklassen im Serum. Der Erbgang derartiger Stoffwechselstörungen konnte weitgehend aufgeklärt werden, und hierbei ist außerordentlich wichtig, daß die homozygoten Formen der Hypercholesterinämie, die sog. Typ II A-Konstellation, lebensgefährlich ist. Hier wurden tödliche Herzinfarkte schon bei Kindern und Jugendlichen festgestellt, und die Betroffenen erreichen höchstens ein mittleres Lebensalter. Aber auch für heterozygote Formen ergibt sich ein erhöhtes Risiko, wie uns zahlreiche Familienuntersuchungen gezeigt haben. In Untersuchungen des Nabelschnurblutes von Neugeborenen konnte in unserem Arbeitskreis gezeigt werden, daß zwischen 2 und 6% der Neugeborenen Anomalien des Cholesterinstoffwechsels haben, und es zeigte sich ferner, daß die Eltern bereits die Stoffwechselanomalie hatten. Damit kommt derartigen Störungen natürlich auch ein erhebliches Gewicht in der Familienberatung zu, um homozygote Konstellationen mit zwei

Tabelle 2. Typen von Hyperlipoproteinämie

I	Chylomikronen erhöht
II a	low density lipoproteins erhöht
II b	low density lipoproteins und very low density lipoproteins erhöht
III	intermediate lipoproteins erhöht
IV	very low density lipoproteins erhöht
V	Chylomikronen und very low density lipoproteins erhöht

pathogenen Genen zu vermeiden. Darüber hinaus sind bei den betroffenen Kindern frühzeitige Maßnahmen notwendig, die wir im einzelnen noch zu diskutieren haben. Es ist also festzuhalten, daß es angeborene Cholesterinstoffwechselanomalien gibt, die heute in Suchtests mit Bestimmung des Gesamtcholesterins im Serum, vor allem auch auf familiärer Basis, leicht zu isolieren und mit besonderen Verfahren näher zu definieren sind. Weitere angeborene Störungen sollen Ihnen im folgenden Diapositiv (Abb. 8 und Tabelle 2) demonstriert werden. Wir kennen heute auf Grund der elektrophoretischen Trennung der Lipoproteine sechs genetische Klassen. Unter ihnen haben die Typen II A und II B, III und IV, eine intensive krankmachende Wirkung im Arterioskleroseprozeß. Es genügt nicht, etwa die Trübung des Serums als Suchtest zu verwenden, denn der Typ V einer endogen-exogenen Hypertriglyceridämie, die sowohl durch Fett als auch durch Kohlenhydrat induzierbar ist, bleibt merkwürdigerweise lange von schwerer Arteriosklerose und vom Herzinfarkt verschont. Hier sind nun weitere Arbeitsgänge notwendig, die in den folgenden Diapositiven dargestellt sind.

Der Typ I, welcher am längsten bekannt ist und von Bürger und Grütz bereits 1931 beschrieben wurde, bleibt ebenfalls von Arteriosklerose verschont. Greten u. Mitarb. konnten hier interessante Enzymstudien durchführen.

Zahlenmäßig bedeutsamer ist die große Gruppe der sekundären Hyperlipoproteinämien, die in der folgenden Tabelle zusammengestellt sind (Tabelle 3). Auch hier gibt es verschiedene Konstellationen, die nicht konstant sein müssen und gelegentlich ineinander übergehen. Diabetes mellitus, Übergewicht, Gicht, Leber- und Bauchspeicheldrüsenerkrankung sind in unserer Bevölkerung ja recht verbreitet, und es lohnt sich, nach derartigen Zusammenhängen zu suchen. Eine besondere Bedeutung hat hierbei der Alkoholismus, der sehr häufig mit Lipämien einhergeht und seine verwüstenden Wirkungen am Gefäßapparat sowie an Leber und Herzmuskel entfaltet. Eine zentrale Bedeutung hat ferner die Fettsucht. Mit der Normalisierung massiven Übergewichts verschwinden nicht wenige der Hyperlipoproteinämien, insbesondere vom Typ II B, III, IV und V, während der Typ II A nicht reagiert. Hier ist insbesondere auf eine strikte Reduzierung des Nahrungscholesterins zu achten, aber auch dadurch ist recht oft eine Herabsetzung bedrohlicher

Tabelle 3. Sekundäre Hyperlipoproteinämien

Typ IV — Muster	Typ II — Muster
Ernährungsbedingt	Ernährungsbedingt
(Kohlenhydrate)	(gesättigte Fette, Cholesterin)
Alkoholismus	Hypothyreose
Cushing-Syndrom	Idiopathische Hypercalcämie
Diabetische Acidose	Lebererkrankungen
Dysglobulinämien	Nephrotisches Syndrom
Gicht	Plasmocytom
Glykogenosen	Porphyrie
Hypophysenunterfunktion	
Idiopathische Hypercalcämie	Typ I oder Typ V — Muster
Lipoidspeicherkrankheiten	
Pankreatitis	Alkoholismus
Anticonceptiva	Diabetische Acidose
Schwangerschaft	Dysglobulinämien
	Hypothyreose
	Pankreatitis

Cholesterinkonzentrationen im Serum nicht zu erreichen. Dann sind medikamentöse sowie operative Maßnahmen angezeigt, die nur am Rande behandelt werden können. Bei homozygoten Merkmalsträgern sind alle nur möglichen Verfahren angezeigt. Gelingt es nicht, durch Herabsetzung der Cholesterinzufuhr, durch den Einsatz von Kunstharzverbindungen (Cholestyramin) und durch Nicotinsäure den Cholesteringehalt zu senken, so ist die operative Ausschaltung großer Dünndarmbereiche zu überlegen. In Anbetracht des extrem hohen Risikos der kleinen Patienten für einen frühzeitigen Infarkt wurde kürzlich von Starzl die Durchführung einer operativen Vereinigung der Pfortader mit der unteren Hohlvene empfohlen. Damit konnte nicht nur eine dramatische Reduzierung massiv erhöhter Cholesterinwerte bei Kindern erzielt werden, sondern es konnte auch mit der selektiven Darstellung von Herzkranzgefäßen nachgewiesen werden, daß schwer verengte Kranzgefäße wieder durchgängig wurden. Dies ist also ein wichtiger Hinweis für Rückbildungsvorgänge schwer veränderter Arterien. Derartige Regressionsvorgänge wurden mit verschiedenen Tierspecies nachgewiesen, und es ist ungemein interessant, daß die Fütterungsarteriosklerose beim Menschenaffen, welche morphologisch der des Menschen am ähnlichsten ist, durch medikamentöse und diätetische Maßnahmen wesentlich verbessert werden konnte. Diese Modelle sind für weitere therapeutische Studien ungemein wertvoll. Wir haben darüber auf dem letzten Internisten-Kongreß diskutiert.

Kommen wir noch einmal auf die wichtige Rolle der Lipoproteine im Arterioskleroseprozeß zurück, so haben Untersuchungen der Arbeitsgrup-

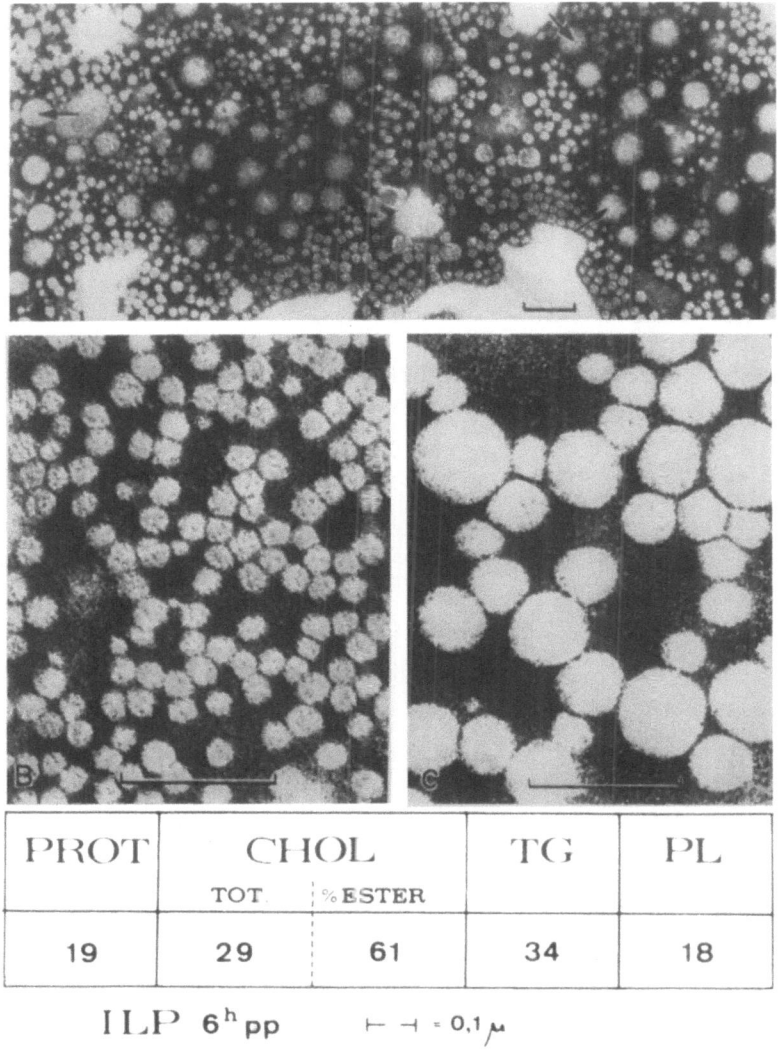

Abb. 9

pen von Dietrich Seidel interessante Ergebnisse gebracht. Er konnte die bereits geschilderten intermediären bzw. Remnant-Partikel bei gesunden freiwilligen Versuchspersonen identifizieren, isolieren und charakterisieren. Die Partikel differieren in Größe, Proteinlipoid-Zusammensetzung, in der Präcipitation mit polyanionischen Substanzen gegenüber VLDL-, LDL- und HDL-Klassen des Nüchternplasmas (Abb. 9).

Die Zufuhr mehrfach ungesättigter Fettsäuren zu cholesteringefütterten Kaninchen durch J. Papenberg u. Mitarb. ließ das üblicherweise zunehmende

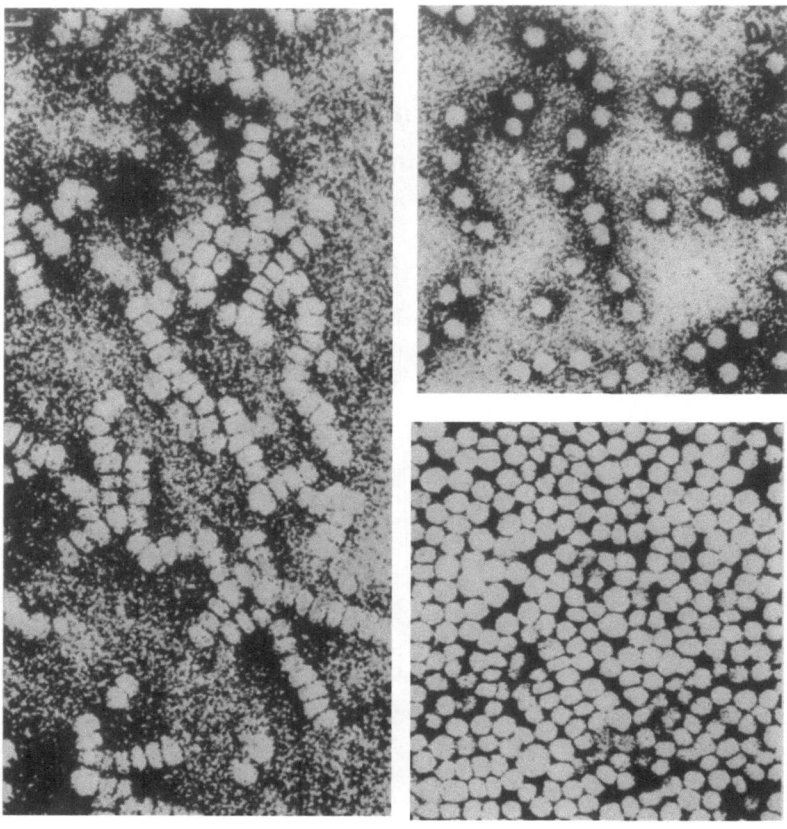

Abb. 10

Plasmacholesterin nicht weiter ansteigen, verminderte den Anteil der Cholesterin-Ester in der LDL-Fraktion und verhinderte die Aggregation der Betalipoproteine (Abb. 10). Interessanterweise entwickelten die Tiere weniger Atherosklerose als die Kontrollen. Wenn sich die Seidelschen Untersuchungen bestätigen, so wird es wichtig sein, nicht nur das Nüchternplasma zu untersuchen, sondern auch das Plasma nach der Nahrungsaufnahme. Hier bahnt sich also eine ähnliche Entwicklung wie für die Blutzuckerbestimmung an. Die Aussagekraft derartiger Verfahren werden wir in der soeben begonnenen epidemiologischen Studie prüfen, welche im Auftrage des Bundesgesundheitsministeriums und mit Unterstützung der Kassenärztlichen Bundesvereinigung im Raume Heidelberg durchgeführt wird. Derartige Studien sind für die Vorsorgemedizin außerordentlich wichtig. Wir kommen darauf noch kurz zurück.

Zuvor müssen wir uns fragen, auf welche Weise die Lipoide in den Arterioskleroseprozeß eingreifen. Man steht heute auf dem Standpunkt, daß die

Pathogenese der Arteriosklerose durch zahlreiche und unterschiedliche Faktoren beeinflußt wird. Schon Virchow und später Aschoff haben die noch heute gültigen Prinzipien aufgestellt, wonach zwischen Gefäßinhalt und Gefäßwand innige Beziehungen bestehen. Im Sinne der Filtrationstheorie werden vermehrt Plasmabestandteile in die Gefäßwand eingeschleust, dort teils cellulär aufgenommen, teils niedergeschlagen und zu geringen Teilen an die äußeren Gefäßschichten abgegeben. Erhöhter Blutdruck beschleunigt die Filtration, aber auch den Umbauprozeß in den mittleren Gefäßschichten. Auch entzündliche Veränderungen spielen hierbei eine Rolle, an denen sich auch die äußeren Gefäßschichten, die sog. Adventitia mitbeteiligen. Unter den krankmachenden Faktoren spielen die Plasmalipoide nach wie vor eine bedeutende, nach Ansicht vieler Arterioskleroseforscher sogar die wichtigste Rolle. In der Frühphase des Arterioskleroseprozesses entwickeln sich die sog. Fettstreifen (fatty streaks), die aus Cholesterin, Phospholipiden und Lipoproteinen bestehen. Sie sind anfänglich noch rückbildungsfähig, gehen jedoch bald in die sog. fibrös-fettigen Stadien über (fibrous-fatty-lesions). Im dritten Lebensjahrzehnt beginnen bindegewebige Neubildungen als Antwort auf diese Störungen. Nach neueren Untersuchungen von McGill sind damit die Weichen für den weiteren arteriosklerotischen Umbau gesetzt, und Veränderungen sind in solchen Bezirken mit bindegewebigen Kappen nur schwer rückbildungsfähig. Es kommt zu nachfolgenden Störungen, an denen sich celluläre und faserige Prozesse, Grundsubstanzveränderungen und Thrombosen beteiligen. Insbesondere elektronenmikroskopische Untersuchungen haben gezeigt, daß beim Umbauprozeß die glatten Muskelfasern eine erhebliche Rolle spielen. Es ist leicht verständlich, daß der Filtrationsprozeß aus dem Plasma in die Gefäßwand durch den Zustand der innersten Gefäßhaut, des Endothel, beeinflußt wird. Endothelläsionen können aus verschiedenen Ursachen entstehen. Sie sollen im einzelnen nicht aufgeführt werden. Im Laufe von Jahren und Jahrzehnten werden die Arterien weiter umgestaltet, und es können sich schwerste Läsionen ergeben, welche zu Elastizitätsverlust, zur Verhärtung und zur Lichtungseinengung der Arterien führen und damit die Versorgung der abhängigen Organe erheblich beeinträchtigen. Der Umbauvorgang betrifft das gesamte Arteriensystem, kann sich aber regionär verschieden abspielen. Besonders bedrohlich sind die arteriosklerotischen Veränderungen im Bereich der Herzkranzgefäße, der Nieren sowie des Gehirns. Einengungen der Gliedmaßenarterien sowie der großen Bauchschlagader werden infolge vorhandener Umgehungsarterien lange Jahre folgenlos ertragen, bis der Gesamtgefäßquerschnitt so stark eingeengt ist, daß schwere Ernährungsstörungen in den versorgten Organen bedrohliche Krankheiten entstehen lassen. Es kommt dann zum Gliedmaßenbrand, zu schwerer Mangeldurchblutung der Nieren mit nachfolgendem Hochdruck, zum Hirnschlag und zum Herzinfarkt. Obwohl in der Laienpresse in der letzten Zeit wiederholt behauptet wurde, der Herzinfarkt habe

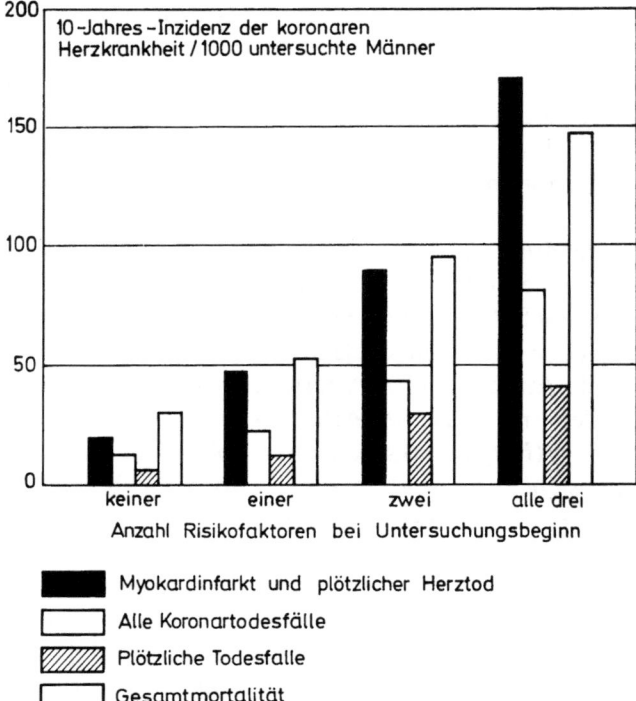

Abb. 11. Koronare Herzkrankheiten und Anzahl der Risikofaktoren (Hypercholesterinämie, Hypertonie, Zigarettenrauchen)

mit Arteriosklerose nichts oder wenig zu tun und Fettstoffwechselstörungen seien für die Entstehung des Herzinfarktes bedeutungslos, ist sich die Fachwelt darüber einig, daß die Lipoidtheorie sowohl für die Entstehung der Arteriosklerose als auch der allermeisten Herzinfarkte am besten begründet und wissenschaftlich erhärtet ist. Jene Studie, welche als Gegenbeweis für diese Lipoidthese angeführt wird, das Coronary Drug Project, stellt ausdrücklich fest, daß die Lipoidthese für die Entstehung der Arteriosklerose des Menschen nach wie vor am besten begründet sei und einen „cornerstone" im Arterioskleroseschehen darstelle. Veränderungen der Herzmuskelzellen ohne gleichzeitige oder vorausgehende Veränderungen des Kranzgefäßsystems sind, wie immer wieder nachgewiesen wurde, kein Herzinfarkt (Lit. s. F. Büchner, W. Doerr, R. Wissler, D. Haust u.a.). Erhöhungen der Plasmalipoide und Lipoproteine, wie sie eingangs geschildert wurden, gehören daher zu den krankmachenden Faktoren erster Ordnung. Wir sprechen von den sog. Risikofaktoren für Arteriosklerose und Herzinfarkt. Sie sind insbesondere durch epidemiologische Ergebnisse in allen Ländern hunderttausendfach bestätigt worden. Als ein Beispiel kann ich Ihnen die

Ergebnisse des Pooling Project (Chicago 1975) demonstrieren, die in gleicher Weise auch für die Bundesrepublik gelten (Abb. 11). Aus dieser Abbildung sehen Sie, daß Bluthochdruck, Erhöhungen des Plasmacholesterins — und hierzu gehören auch die bereits geschilderten Lipoproteinveränderungen — sowie Zigarettenrauchen das höchste Risiko darstellen. In der zweiten Reihe stehen Übergewicht, Bewegungsmangel, Diabetes, Gicht und der Streß in seinen verschiedenen Erscheinungsformen. Jeder der Risikofaktoren erster Ordnung genügt für sich allein, das Risiko zu erhöhen. Die gar nicht seltene Verbindung jener drei Hauptrisikofaktoren steigert die Gefährdung für Herzinfarkt und plötzlichen unerwarteten Herztod ganz ungewöhnlich. Die Risikofaktoren zweiter Ordnung bedürfen noch eines Zusatzfaktors. Gefährliche Konstellationen sind z.B. Bluthochdruck, Fettstoffwechselstörungen, Zigarettenrauchen, Übergewicht und Bewegungsmangel. Praktisch kann aber nun im Einzelfalle jede mögliche Kombination der genannten Faktoren auftreten. Störungen des Fettstoffwechsels sind außerordentlich häufig wichtige Schrittmacher im Krankheitsgeschehen. So werden die hochdruckbedingten Gefäßveränderungen durch pathologische Lipoid- und Lipoproteinkonstellationen verstärkt, und sogar die Folgen des Zigarettenrauchens werden bei fettstoffwechselgestörten Menschen früher sichtbar. Hier sind neue Untersuchungen meines Mitarbeiters Axel Horsch zu nennen, welcher in Gewebekulturen mit menschlichen Arterien gezeigt hat, daß die Inkubation mit Plasma von Menschen, welche innerhalb einer Stunde fünf Zigaretten rauchten, zu einem verstärkten Einbau markierter Ölsäure führt. Es gibt auch hochinteressante epidemiologische Ergebnisse über die risikosteigernde Rolle beider krankmachender Faktoren (Lit. s. G. Schettler, 1975). Es ist daher logisch, daß die zuständigen Organisationen von Ärzten und Wissenschaftlern, aber auch zahlreiche Regierungen, als dringend notwendige Vorsorgemaßnahmen gegen die moderne Geißel der Menschheit — die degenerativen Herz- und Gefäßkrankheiten — die Beseitigung derartiger Risikokonditionen nahelegen. Das gilt z.B. für die American Heart Association, für die zuständigen Fachgesellschaften in den nordischen Ländern, Großbritanniens, der DDR, der UdSSR und auch der Bundesrepublik. Ich verweise auf die Empfehlungen der Deutschen Gesellschaft für Ernährung und auf den Gesundheitsbericht der Bundesregierung (1974 und 1975). Kernsätze der Empfehlungen sind die Normalisierung von Übergewicht, die Drosselung des Gesamtfettverbrauchs von 40—45 % auf 30—35 % der Gesamtcalorien, die Reduktion des Nahrungscholesterins auf täglich weniger als 300 mg sowie angemessenes körperliches Training. Mit Ausnahme der Briten, welche noch weitere Ergebnisse abwarten möchten, haben alle Fachgesellschaften der Industrienationen ferner empfohlen, pflanzliche Fette und Öle mit hohem Gehalt an mehrfach ungesättigten Fettsäuren für die Ernährung von Risikopersonen — und das ist eben die Bevölkerung in den Industrienationen — zu verwenden. Es wurde verschiedentlich behauptet,

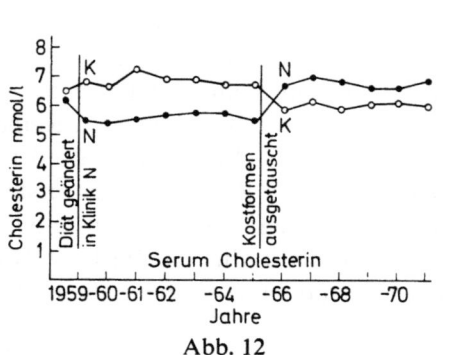
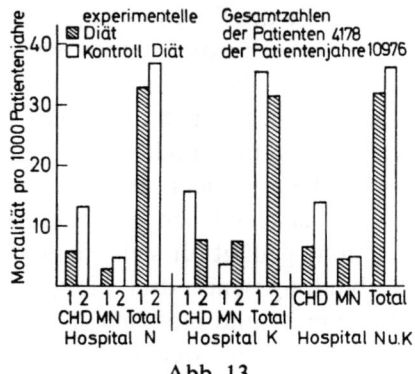

Abb. 12   Abb. 13

Abb. 12. Verlauf des Serumcholesterins unter einer polyensäurereichen (K) und einer an gesättigten Fettsäuren reichen isocalorischen Diät (nach Turpeinen)

Abb. 13. Sterblichkeit an Herzinfarkten (CHD), malignen Neoplasmen (MN) unter polyensäurereicher Kost (= experimenteller Diät) und Normalkost (= Kontrolle) (nach Turpeinen)

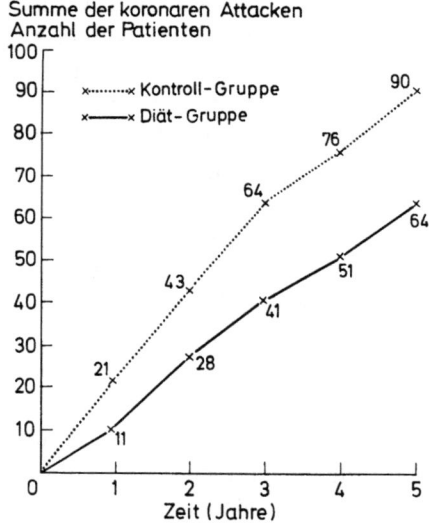

Abb. 14. Anzahl neuer Herzinfarkte (Re-Infarkte) mit und ohne Diät
(nach Leren)

daß polyensäurereiche Kostformen auf Dauer Schäden setzen würden. Insbesondere käme es zu Störungen der Vitamin E-Versorgung. Auf Grund des sehr detaillierten Kommuniqués der American Health Foundation (preventive medicine 1972) sowie des Berichtes der National Diet Heart Study Research Group (The National Diet Heart Study Final Report, Circulation

31, 1, 1968) können diese Gefahren negiert werden. Es besteht insbesondere kein Risiko bezüglich entstehender Trans-Fettsäuren oder erhöhten Carcinombefalls. Es scheint jedoch festzustehen, daß die unter solchen Kostformen einsetzende verstärkte Ausscheidung von Gallensäuren zu vermehrter Gallensteinbildung führen kann. Beim Auftreten von Gallenbeschwerden sollten daher diagnostische und von Fall zu Fall therapeutische Maßnahmen ergriffen werden. Gegenüber dem Herzinfarktrisiko wird die über Jahre sich entwickelnde Bildung von Gallensteinen wesentlich geringer einzuschätzen sein.

Die offiziellen Empfehlungen präventiver diätetischer Maßnahmen beruhen nicht zuletzt auf ausgedehnten Langzeitstudien mit derartigen Kostformen. Als Beispiele für gut organisierte und nachahmenswerte Langzeitversuche können die Ergebnisse von Turpeinen u. Mitarb. in Helsinki und von Leren in Oslo sowie von Dayton u. Mitarb. in Kalifornien verwandt werden. Man muß in solchen Fällen zwischen primärer und sekundärer Prävention strikt unterscheiden. Bei der primären Prävention werden Bevölkerungsgruppen und Risikopatienten untersucht, welche noch keinen Herzinfarkt durchgemacht haben. In den sekundären Präventivuntersuchungen werden Kranke untersucht, welche bereits einen oder mehrere Infarkte durchgemacht haben. Es liegt auf der Hand, daß derartige Studien ganz verschieden interpretiert werden müssen. Turpeinen u. Mitarb. untersuchten über einen Zeitraum von zwölf Jahren 4200 Patienten von Psychiatrischen Kliniken, die unterschiedlich ernährt wurden. Die Diäten waren isocalorisch. In der Diätstudie wurden die gesättigten Fette weitgehend durch hochungesättigte Fette ersetzt. Beide Untersuchungsgruppen wurden in dieser einfachen Blindstudie ausgetauscht. Es ergab sich, wie die folgenden Abb. 12 und 13 zeigen, ein Abfall des Serumcholesterins unter der polyensäurereichen Kost und gleichzeitig eine deutliche Abnahme der Infarktsterblichkeit. Sie wurde in den Diätgruppen um etwa die Hälfte reduziert. Aussagekräftig ist auch die Studie von Leren mit einer polyensäurereichen Kostform, die arm an gesättigten Fettsäuren ist. Dies geht aus der folgenden Abbildung hervor (Abb. 14). Signifikante Verbesserungen des Infarktrisikos durch eine polyensäurereiche Diät wurden auch von Dayton u. Mitarb. (1969) in einer Doppelblindstudie über einen Zeitraum von acht Jahren mit jeweils zwei Gruppen von 424 bzw. 422 Männern erzielt. Bei einer Cholesterinspiegelsenkung um 20 % ergaben sich 33 definitive Myokardinfarkte, 9 asymptomatische Infarkte, 18 plötzliche Herztodesfälle und 13 definitive Hirninfarkte. Bei einer Cholesterinspiegelsenkung um 7 % ohne Diätänderung ergaben sich 47 definitive Myokardinfarkte, 4 asymptomatische Herzinfarkte, 27 plötzliche Herztodesfälle und 25 definitive Hirninfarkte. Ähnlich günstige Ergebnisse werden von Hood u. Mitarb. aus Schweden, Bierenbaum u. Mitarb. aus New Jersey sowie von Morrison aus Los Angeles berichtet. Negative Ergebnisse kommen aus England (Rose u.

Mitarb., 1965 sowie Research Committee, 1968). Gegen diese Studien wurden jedoch erhebliche Bedenken angemeldet. Auch das schon zitierte Coronary Drug Project (Stamler, 1975) wurde mit guten Gründen kritisiert. Hier wurde die Einwirkung der lipoidsenkenden Substanzen Clofibrat und Nicotinsäure auf die Überlebensrate und die Rezidivquote von Herzinfarkten untersucht. Beide veränderten sich gegenüber einer unbehandelten Gruppe von Infarkten nicht. In dieser sekundären Präventivstudie wurde die eigentliche Indikation der Präparate, nämlich die Lipoidsenkung, nicht genügend berücksichtigt, und da eine signifikante Senkung erhöhter Cholesterin- und Triglyceridfraktionen nicht erzielt wurde, ergaben sich Zweifel an der Zuverlässigkeit der Einnahme der Medikamente. Ich bin an anderer Stelle auf die Bedeutung dieser Studie näher eingegangen (Schettler, 1975). Hier kann festgehalten werden, daß der klinische Verlauf nach durchgemachtem Herzinfarkt in erster Linie durch den Zustand des Herzmuskels bedingt ist. Präventive Maßnahmen im obengenannten Sinne werden zwangsläufig recht oft nicht mehr zum Tragen kommen, da die Absterberate an sich schon hoch ist. Nach Erhebungen unserer epidemiologischen Gruppe in Heidelberg beträgt die Mortalitätsrate bei Erst- und Rezidivinfarkten innerhalb von drei Jahren bei Männern 46% und bei Frauen 37%. Von den Infarkttoten der ersten 28 Tage war die Hälfte bereits in der ersten Stunde nach Infarkteintritt gestorben.

Es ist jedenfalls in keiner Weise gerechtfertigt, die Ergebnisse des Coronary Drug Project als Kronzeugen gegen den Nutzen diätetischer und medikamentöser Maßnahmen bei gestörtem Lipoidhaushalt anzuführen. Die verantwortlichen Wissenschaftler des Projekts haben dies vor wenigen Wochen nochmals ausdrücklich bestätigt [J. Stamler, Workshop der Canadian Heart Association, London (Ontario), August 1975]. Mit besonderem Interesse werden die Ergebnisse einer primären Präventivstudie von Heady, M. Oliver u. Mitarb. in Schottland, Prag, Budapest erwartet, welche mit Clofibrat durchgeführt wird.

Schon jetzt kann gesagt werden, daß die Normalisierung krankhafter Veränderungen des Fettstoffwechsels an erster Stelle der Vorsorgemaßnahmen bei degenerativen Herz- und Gefäßkrankheiten steht. Nachdem in der Bundesrepublik die Zahl der Erkrankungen und der Todesfälle an Herzinfarkt in den letzten Jahren immer weiter angestiegen ist, ist es an der Zeit, daß unsere präventiven und kurativen Maßnahmen weiter intensiviert werden. Daß dies kein hoffnungsloses Beginnen ist, zeigen die Entwicklungen in den nordischen Ländern und in den USA, wo z.B. die Zahl der Erkrankungen der Herzkranzgefäße von 1968—1972 um 8,7% zurückgegangen ist und wo insbesondere eine Abnahme der tödlichen Herzinfarkte zwischen dem 40. und 50. Lebensjahr registriert wurde. Auch die Metropolitan Life Insurance Company hat bei ihren Versicherten eine Abnahme der Koronarmortalität um 7% gefunden. Wie die Sektionsstatistiken zeigen, ist dies nicht etwa ein modischer Trend in der Diagnosestellung, sondern beruht auf harten Daten. Würden derartige Erfolge auch in der Bundesrepublik eintreten, so bedeutete dies einen Rückgang der jährlichen Erkrankungsfälle um ca. 30000—35000 und der koronaren Todesfälle um ca. 10000. Daß dies für das Einzelschicksal, aber auch für unser ganzes Volk von beträchtlicher Bedeutung ist, versteht sich von selbst.

Hohe festliche Versammlung, meine Damen und Herren!

Es war mir ein Anliegen, Ihnen die möglichen Zusammenhänge zwischen Störungen des Fettstoffwechsels und der daraus resultierenden Krankheiten darzulegen. Die Ergebnisse sind ein Hinweis darauf, daß Fortschritte der Grundlagenforschung sich in der praktischen Medizin in ganz erheblichem Maße niederschlagen. Das muß heute in Anbetracht der weltweiten finanziellen Restriktion klar formuliert werden. Es wäre ganz falsch, lediglich pragmatische und propagandistisch gut zu verwertende Projekte in der Wissenschaft zu fördern. Die hier vorgelegten Ergebnisse, welche ich in erster Linie meinen Mitarbeitern verdanke, mögen als Beispiel für den Nutzen der Wissenschaft für die gesamte Bevölkerung dienen.

Literatur

Barr, D. P.: Some chemical factors on the pathogenesis of atherosclerosis. Circulation **8**, 641 (1953).

Bierenbaum, M. L., Green, D. P., Florin, A., Fleischman, A. I., Caldwell, A. B.: Modified-fat dietary management of the young male with coronary disease. J. Amer. med. Ass. **202**, 1119 (1967).

Büchner, F.: Herzinfarkt, Koronarthrombose und akuter Koronartod des Menschen. In: Fortschritte der morphologischen Pathologie. Hrsg. F. Büchner. München: Urban & Schwarzenberg 1973.

Bürger, M., Grütz, O.: Über hepatosplenomegale Lipoidose mit xanthomatösen Veränderungen von Haut und Schleimhaut. Arch. f. Dermat. **166**, 542 (1932).

Cohn, E. J., Gurd, F. R. N., Melin, M.: A system for separation of the components of human blood: quantitative procedures for the separation of the protein components of human plasma. J. Amer. Chem. Soc. **72**, 465 (1950).

Dayton, S., Pearce, M. L., Hashimoto, S., Dixon, W. J., Tomiyasu, U.: A controlled clinical trial of a diet high in unsaturated fat. Monograph **25**, II-1 (The American Heart Association 1969).

Doerr, W.: Gangart der Arteriosklerose. In: Sitzungsberichte der Heidelberger Akademie der Wissenschaften, 4. Abhandlung, 1962/64. Berlin-Heidelberg: Springer.

Doerr, W., Höpker, W., Roßner, J. A.: Neues und Kritisches vom und zum Herzinfarkt. In: Sitzungsberichte der Heidelberger Akademie der Wissenschaften, Mathematisch-Naturwissenschaftl. Klasse, 4. Abhandlung. Berlin-Heidelberg: Springer 1974

Fredrickson, D. S., Levy, R. I., Lees, R. S.: Fat transport in lipoproteins: An integrated approach to mechanisms and disorders. New Engl. J. Med. **276**, 34—44, 94—103, 148—156, 215—225, 273—281 (1966).

Goldstein, J. L., Dana, S. E., Brown, M. S.: Esterification of low density lipoprotein cholesterol in human fibroblasts and its absence in homozygous familial hypercholesterolemia. Proc. Nat. Acad. Sci. Vol. **71**, 11, 4288—4292 (1974).

Greten, H., Walter, B., Brown, W. V.: Purification of a human post-heparin plasma triglyceride lipase. FEBS Letters **27**, 306 (1972).

Greten, H., Walter, B.: Purification of rat adipose tissue lipoprotein lipase. FEBS Letters **35**, 35 (1973).

Greten, H., Sniderman, A., Chandler, J. C., Steinberg, D., Brown, W. V.: Evidence for the hepatic origin of a canine post-heparin plasma triglyceride lipase. FEBS Letters **42**, 157 (1974).

Greten, H.: Untersuchungen zum Stoffwechsel menschlicher Chylomikronen. Klin. Wschr. **52**, 947 (1974).

Haust, M. D., More, R. H.: Development of modern theories on the pathogenesis of atherosclerosis. In: The pathogenesis of atherosclerosis, 1–19 (Wissler, R. W., J. C. Geer, Eds.) Baltimore: The Williams and Wilkins Co 1972.

Havel, R. J.: Typing of hyperlipoproteinemias. Atherosclerosis **11**, 3 (1970).

Havel, R. J., Fielding, C. I., Olivecrona, T., Shore, V. G., Fielding, P. E., Egelrud, T.: Cofactor activity of the protein components of human very low density lipoproteins in the hydrolysis of triglycerides by lipoprotein lipase from different sources. Biochemistry **12**, 1828 (1973).

Havel, R. J., Kane, J. P.: Primary dysbetalipoproteinemia: predominance of a specific apoprotein species in triglyceride-rich lipoproteins. Proc. Nat. Acad. Sci. USA **70**, 2015 (1973).

Heady, J. A.: A cooperative trial on the primary prevention of ischaemic heart disease using clofibrate: design, methods and progress. Bull. Wld. Hlth Org. **48**, 243–256 (1973).

Hood, B., Jansson, G., Hedstrand, H., Aberg, H.: Hypertension and vascular damage in the coronary and other vascular areas. In: Early phases of coronary heart disease: Possibility of prediction. Skandia International Symposium, Waldenström, J., T. Larsson, N. Ljungstedt, Eds. Stockholm: Nordiska Bokhandelns 1973.

Horsch, A. K., Koch, A.: Effect of smoking on the lipid metabolism of arterial wall. (Im Druck.)

Leren, P.: Dietary treatment of post-myocardial infarction patients. Lipid metabolism and atherosclerosis, p. 57. Amsterdam: Excerpta Medica 1973.

McGill, H. C., Jr.: Fatty streaks in the coronary arteries and aorta. Lab. Invest. **18**, 560–564 (1968).

Morrison, L. M.: Diet in coronary atherosclerosis. J. Amer. med. Ass. **173**, 884 (1960).

Papenberg, J., Stange, E., Agostini, B.: Changes in rabbit lipoprotein properties by dietary cholesterol and saturated and polyunsaturated fats. Atherosclerosis **22**, 125–148 (1975).

Rose, G. A., Thomson, W. B., Williams, R. T.: Corn oil in treatment of ischaemic heart disease. Brit. med. J. 1531, 1965/I.

Schettler, G., Dietrich, F., Eggstein, M.: Lipid- und Lipoproteinspektrum bei Koronarkranken jugendlichen und mittleren Alters. Verh. Dtsch. Ges. Kreislaufforschung **21**, 124–130 (1955).

Schettler, G.: Erkrankungen durch Änderung des Lipoidstoffwechsels. Regensburger Jahrb. für ärztl. Fortbildung **5**, 1956/57.

Schettler, G.: Risikofaktoren der Herz- und Gefäßkrankheiten. Die Med. Welt **25**, 1171–1176 (1974).

Schettler, G.: Serumlipidsenkende Pharmaka nach Myokardinfarkt. Dtsch. med. Wschr. **100**, 1611–1612 (1975).

Schettler, G.: Behandlung der Hyperlipoproteinämien. Schriftenreihe der Bundesapothekerkammer. Bd. V, 1975.

Schettler, G.: Recent results in atherosclerosis research by the Heidelberg Group. 1975 (in press).

Seidel, D.: Structure and metabolism of plasma-lipoproteins: Impect upon deposition in the arterial wall. In: Blood and arterial wall in atherogenesis and arterial thrombosis. Ed. by J. G. A. J. Hautvast, R. J. J. Hermus, F. van der Haar, Leiden: E. J. Brill 1975.

Seidel, D., Fellin, R., Agostini, B., Rost, W.: Isolation and analysis of human plasma lipoproteins accumulating postprandial in an intermediate density fraction (d 1.006–1.019 g/ml). Clin. Chim. Acta **54**, 325– 333 (1974).

Seidel, D., Müller, P., Fellin, R., Lambrecht, J., Agostini, B., Wieland, H., Rost, W.: Hyperglyceridemia secondary to liver disease. Europ. J. clin. Invest. **4**, 419– 428 (1974).

Seidel, D., Eckel, W., Heuck, H. C.: A potential screening technique for hyperlipoproteinemia. 9 th Intern. Congress on Clin. Chemistry, Toronto, Canada 1975.

Stamler, J.: Clofibrate and Niacin in Coronary Heart Disease. JAMA **231**, 360 (1975).

Starzl, T. E., Chase, H. P., Putnam, C. W., Porter, K. A.: Portocaval shunt in hyperlipoproteinemia. Lancet (October) **27**, 940– 944 (1973).

Turpeinen, O.: Primary prevention of heart disease by diet. Lipid metabolism and atherosclerosis, p. 49. Amsterdam: Excerpta Medica 1973.

Wissler, R. W., Geer, J. C., Eds.: The pathogenesis of atherosclerosis, Baltimore: Williams and Wilkins 1972.

Wissler, R. W., Vesselinovitch, D., Hughes, R. H.: A comparison of the aortic atherosclerotic response in the rhesus and stump-tailed monkeys using rations rich in vegetable fat with or without added cholesterol. Am. J. Path. **66**, 156 (1952).

Wissler, R. W., Vesselinovitch, D., Hughes, R., Turner, D., Frazier, L. E.: Atherosclerosis and blood lipids in rhesus monkeys fed human "table prepared" diets. Circulation **44**, II– 57 (1971).

Zilversmit, D. B.: A proposal linking atherogenesis to the interaction of endothelial lipoprotein lipase with triglyceride-rich lipoproteins. Circulation Research, Vol. XXXIII, 6 (1973).

Sitzungsberichte

der

Heidelberger Akademie der Wissenschaften

Mathematisch-naturwissenschaftliche Klasse

Jahrgang 1975

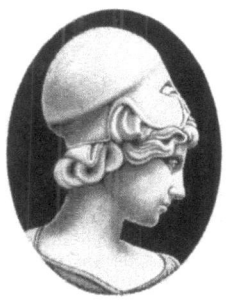

Springer-Verlag Berlin Heidelberg New York 1975

ISBN-13: 978-3-540-07589-9 e-ISBN-13: 978-3-642-46328-0
DOI: 10.1007/978-3-642-46328-0

Das Werk ist urheberrechtlich geschützt. Die dadurch begründeten Rechte, insbesondere die der Übersetzung, des Nachdruckes, der Entnahme der Abbildungen, der Funksendung, der Wiedergabe auf photomechanischem oder ähnlichem Wege und der Speicherung in Datenverarbeitungsanlagen bleiben, auch bei nur auszugsweiser Verwertung, vorbehalten.
Bei Vervielfältigung für gewerbliche Zwecke ist gemäß § 54 UrhG eine Vergütung an den Verlag zu zahlen, deren Höhe mit dem Verlag zu vereinbaren ist.
© by Springer-Verlag Berlin · Heidelberg 1975. — Die Wiedergabe von Gebrauchsnamen, Warenbezeichnungen usw. in diesem Werk berechtigt auch ohne besondere Kennzeichnung nicht zu der Annahme, daß solche Namen im Sinne der Warenzeichen- und Markenschutz-Gesetzgebung als frei zu betrachten wären und daher von jedermann benutzt werden dürften.

Universitätsdruckerei H. Stürtz AG, Würzburg

Inhalt

Jahrgang 1975

M. Ratzenhofer: Molekularpathologie   1
E. Kauker: Vorkommen und Verbreitung der Tollwut in Europa von
1966–1974 41
H. E. Bock: Die Bedeutung von Konstellation und Kondition für ärztliches Handeln 85
G. Schettler: Neue Ergebnisse der klinischen Fettstoffwechselforschung . 111

Sitzungsberichte der Heidelberger Akademie der Wissenschaften
Mathematisch-naturwissenschaftliche Klasse
Erschienene Jahrgänge

Inhalt des Jahrgangs 1962/64:
1. E. Rodenwaldt und H. Lehmann. Die antiken Emissare von Cosa-Ansedonia, ein Beitrag zur Frage der Entwässerung der Maremmen in etruskischer Zeit. DM 12.00.
2. Symposium über Automation und Digitalisierung in der Astronomischen Meßtechnik. Herausgegeben von H. Siedentopf. (vergriffen).
3. W. Jehne. Die Struktur der symplektischen Gruppe über lokalen und dedekindschen Ringen. (vergriffen).
4. W. Doerr. Gangarten der Arteriosklerose. (vergriffen).
5. J. Kuprianoff. Probleme der Strahlenkonservierung von Lebensmitteln. (vergriffen).
6. P. Čolak-Antič. Dreidimensionale Instabilitätserscheinungen des laminarturbulenten Umschlages bei freier Konvektion längs einer vertikalen geheizten Platte. DM 18.70.

Inhalt des Jahrgangs 1965:
1. S. E. Kuss. Revision der europäischen Amphicyoninae (Canidae, Carnivora, Mam.) ausschließlich der voroberstampischen Formen. DM 50.40.
2. E. Kauker. Globale Verbreitung des Milzbrandes um 1960. DM 12.00.
3. W. Rauh und H. F. Schölch. Weitere Untersuchungen an Didieraceen. 2. Teil. DM 91.00.
4. W. Felscher. Adjungierte Funktoren und primitive Klassen. (vergriffen).

Inhalt des Jahrgangs 1966:
1. W. Rauh und I. Jäger-Zürn. Zur Kenntnis der Hydrostachyaceae. 1. Teil. DM 39.80.
2. M. R. Lemberg. Chemische Struktur und Reaktionsmechanismus der Cytochromoxydase (Atmungsferment). DM 12.00.
3. R. Berger. Differentiale höherer Ordnung und Körpererweiterungen bei Primzahlcharakteristik. (vergriffen).
4. E. Kauker. Die Tollwut in Mitteleuropa von 1953 bis 1966. (vergriffen).
5. Y. Reenpää. Axiomatische Darstellung des phänomenal-zentralnervösen Systems der sinnesphysiologischen Versuche Keidels und Mitarbeiter. DM 12.00.

Inhalt des Jahrgangs 1967/68:
1. E. Freitag. Modulformen zweiten Grades zum rationalen und Gaußschen Zahlkörper. (vergriffen).
2. H. Hirt. Der Differentialmodul eines lokalen Prinzipalrings über einem beliebigen Ring. (vergriffen).
3. H. E. Suess, H. D. Zeh und J. H. D. Jensen. Der Abbau schwerer Kerne bei hohen Temperaturen. DM 12.00.
4. H. Puchelt. Zur Geochemie des Bariums im exogenen Zyklus. (vergriffen).
5. W. Hückel. Die Entwicklung der Hypothese vom nichtklassischen Ion. DM 12.00.

Inhalt des Jahrgangs 1968:
1. A. Dinghas. Verzerrungssätze bei holomorphen Abbildungen von Hauptbereichen automorpher Gruppen mehrerer komplexer Veränderlicher in eine Kähler-Mannigfaltigkeit. DM 12.00.
2. R. Kiehl. Analytische Familien affinoider Algebren. DM 12.00.
3. R. Düren, G.-P. Raabe und Ch. Schlier. Genaue Potentialbestimmung aus Streumessungen: Alkali-Edelgas-Systeme. DM 12.00.
4. E. Rodenwaldt. Leon Battista Alberti — ein Hygieniker der Renaissance. DM 12.00.

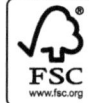

MIX
Papier aus verantwortungsvollen Quellen
Paper from responsible sources
FSC® C105338

If you have any concerns about our products,
you can contact us on
ProductSafety@springernature.com

In case Publisher is established outside the EU,
the EU authorized representative is:
**Springer Nature Customer Service Center GmbH
Europaplatz 3, 69115 Heidelberg, Germany**

Printed by Libri Plureos GmbH
in Hamburg, Germany